DE L'EMPLOI

DU

PROTOXYDE D'AZOTE

POUR PRATIQUER LES OPÉRATIONS CHIRURGICALES

ET EXTRAIRE LES DENTS SANS SOUFFRANCE.

Par A. PRÉTERRE.

———

Mémoire présenté en notre nom à l'Académie des Sciences
par M. Coste,

à l'Académie de Médecine, par M. Ricord,

et renvoyé à la commission du prix de physiologie

expérimentale.

Du même Auteur :

———

LES DENTS. Structure et développement; conservation, maladies et prothèse. 1 vol. in-18, 2 fr.

L'ART DENTAIRE, revue de la chirurgie et de la prothèse dentaires, paraissant tous les mois, depuis onze années. 7 fr. par an.

TRAITÉ des divisions congénitales ou acquises de la voûte du palais et de son voile. 1 vol. in-8° avec de nombreuses gravures. Prix, 15 fr.

MUSÉE DES RESTAURATIONS BUCCALES. 1 vol. gr. in-8°, avec un grand nombre de figures, d'après nature. 16 fr. (*Sous presse.*)

TRAITÉ complet de chirurgie et de prothèse dentaires. 1 vol. gr. in-8°, avec gravures.

DE LA PREMIÈRE ET DE LA SECONDE DENTITION, Conseils aux mères de famille. Broch. in-32. 1 fr.

CONSEILS AUX PERSONNES QUI ONT PERDU DES DENTS. 1 broch. in-18. (Dents ébranlées, Maladies des gencives, etc.) 1 fr.

———

PARIS.—Imprimerie de COSSE et J. DUMAINE, rue Christine, 2.

DE L'EMPLOI

DU

PROTOXYDE D'AZOTE

POUR PRATIQUER LES OPÉRATIONS CHIRURGICALES

ET EXTRAIRE LES DENTS SANS SOUFFRANCE.

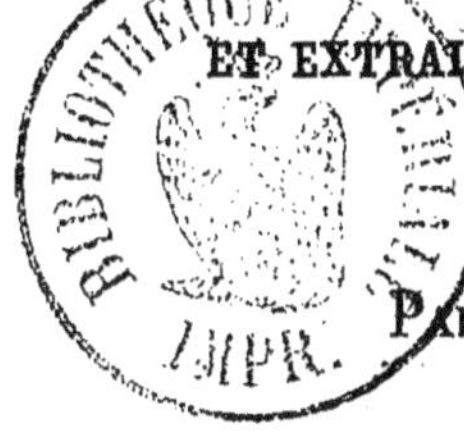

Par M. A. PRÉTERRE,

CH. DENTISTE AMÉRICAIN,

LAURÉAT DE LA FACULTÉ DE MÉDECINE DE PARIS,

Rédacteur en chef de l'*Art dentaire*.

Deuxième édition.

PARIS,

CHEZ L'AUTEUR,

29, BOULEVARD DES ITALIENS,

1866

AVIS.

—

Les opérations pratiquées avec le protoxyde d'azote ont lieu tous les jours, à 4 heures, chez M. A. Préterre, boulevard des Italiens, 29. Le nombre des personnes qui se présentent étant souvent élevé, il est toujours nécessaire de prévenir un jour à l'avance.

RÉCOMPENSES DÉCERNÉES A L'AUTEUR :

MÉDAILLE UNIQUE

(Prothèse).

EXPOSITION UNIVERSELLE DE PARIS 1855, ET DE LONDRES 1862.

MÉDAILLE DE 1re CLASSE

MONTPELLIER

(Faculté de Médecine).

—

10 GRANDES MÉDAILLES

aux expositions

DE FRANCE ET DE L'ÉTRANGER.

—

PRIX DE 1,200 FRANCS

décerné en 1863

PAR LA FACULTÉ DE MÉDECINE DE PARIS.

PRÉFACE.

Le public médical et la presse tout entière ont accueilli de la façon la plus bienveillante nos travaux sur le protoxyde d'azote. Nous avions à peine fait connaître nos expériences à l'Académie des sciences et à l'Académie de médecine, que la plupart des médecins et des chirurgiens des hôpitaux nous priaient de vouloir bien les répéter devant eux.

Partout elles ont admirablement réussi et il a été bien vite reconnu que le protoxyde d'azote était un merveilleux anesthésique bien supérieur, dans beaucoup de cas, à l'éther et au chloroforme. Supérieur à l'éther et au chloroforme, comme rapidité d'action, il leur est également supérieur par son innocuité absolue.

Nos expériences ont été répétées dans tous les hôpitaux de Paris, devant un public nombreux. Il serait trop long de relater toutes les opérations qui ont été faites, sur des individus placés sous l'influence du protoxyde d'azote. Afin cependant de montrer au public avec quel empressement ont été accueillies nos expériences nous allons donner les noms de quelques-uns des chirurgiens qui les ont répétées et des hôpitaux où elles ont été faites.

Nous profitons de cette occasion pour remercier les savants docteurs qui ont bien voulu s'associer à nos recherches.

Hôpitaux.	Médecins.	Opérations pratiquées.
Charité. . . .	MM. VELPEAU. . . .	Ouverture d'un large abcès.
Hôtel-Dieu. .	DOLBEAU. . . .	Opération sur le sein.
Idem.	MAISONNEUVE.	Ongle incarné.
Saint-Louis. .	VOILLEMIER. .	Deux cautérisation profonde au fer rouge d'une tumeur cancéreuse et phimosis.
Idem.	GUÉRIN. . . .	Ouverture d'un panaris.
St-Antoine. . .	BROCA.	Ouverture d'abcès profonds situés à la face interne de la jambe. Ouverture d'un kyste synovial de la face dorsale du poignet.
Idem.	FOUCHER. . . .	Incision de plusieurs tumeurs chez une jeune fille.
Beaujon. . . .	RICHARD. . . .	Opération sur les seins.
Midi.	ST-GERMAIN. .	Phimosis.
Lariboisière.	VERNEUIL. . .	Fistule à l'anus.
Cochin. . . .	FOLLIN. . . .	Phimosis.
Pitié.	RICHET. . . .	Ouverture d'un panaris.
Idem.	GOSSELIN. . .	Ouverture d'abcès, etc., etc.
H. des cliniques.	GIRAUD-TEULON.	dilatation d'une fistule lacrymale.

Ajoutons à ce qui précède que depuis la 1re édition de notre brochure, nous avons tellement perfectionné les appareils servant à la préparation du protoxyde d'azote que son administration est devenue aussi pratique que celles du chloroforme et de l'éther. Son innocuité est telle que nous n'hésitons pas en faire usage pour les moindres opérations.

Nous ne faisons plus d'extraction de dents ni d'opérations douloureuses sur les dents, sans avoir préalablement soumis le malade à son influence. Sur 1,500 personnes environ auxquelles nous l'avons administré, aucune n'a été incommodée. Après l'avoir respiré pour subir une opération, beaucoup d'individus nous demandaient ensuite de le respirer par plaisir.   A. PRÉTERRE.

DE L'EMPLOI

DU

PROTOXYDE D'AZOTE

POUR PRATIQUER LES OPÉRATIONS CHIRURGICALES

ET EXTRAIRE LES DENTS SANS SOUFFRANCE.

CHAPITRE PREMIER.

HISTOIRE DE LA DÉCOUVERTE DES PROPRIÉTÉS ANESTHÉSIQUES DU PROTOXYDE D'AZOTE.

Il y a environ soixante ans, le chimiste anglais Davy reconnut que le protoxyde d'azote jouissait de la propriété de produire un sommeil accompagné de sensations agréables. Il écrivit sur ce gaz un volume dans lequel se trouve la phrase suivante :

« Le protoxyde d'azote *paraît* jouir, entre autres propriétés, de celle de détruire la douleur ; on pourrait probablement l'employer avec avantage dans les opérations chirurgicales qui ne s'accompagnent pas d'une grande effusion de sang. »

Les expériences de Davy sur l'action singulière du protoxyde d'azote furent répétées dans toute l'Europe; mais personne ne songea à s'assurer si ce gaz possédait réellement les propriétés anesthésiques qu'il lui attribuait. *Divinum est opus sedare dolorem*, avait dit le père de la médecine. Cette œuvre divine paraissait être un rêve au-dessus des forces de l'homme et dont la réalisation était impossible. L'idée du grand chimiste ne fut donc pas vérifiée, et ce ne fut que quarante-six ans plus tard qu'on découvrit les propriétés anesthésiques de l'éther. Cependant elle n'avait pas été complétement oubliée : un an ou deux avant la découverte de l'éthérisation, un dentiste, dont nous dirons plus loin l'histoire, Horace Wells, pensa à l'examiner. Il reconnut, à la suite de nombreuses expériences, que les individus placés sous l'influence du protoxyde d'azote ne ressentaient plus la douleur. Malheureusement une expérience tentée en public n'ayant pas réussi, il n'osa pas essayer de la renouveler, et le protoxyde d'azote retomba bientôt dans l'oubli.

L'éther et le chloroforme sont deux agents extrêmement précieux, mais, malheureusement aussi, très-dangereux. On a fait beaucoup de tentatives dans le but de les remplacer, surtout pour les petites opérations chirurgicales (avulsion des dents, ouverture des abcès, etc.). Après beaucoup de recherches, les chirurgiens américains eurent l'idée, il y a environ deux ans, d'examiner de nouveau les propriétés du protoxyde d'azote. Ils reconnurent que ce gaz était un agent anesthésique bien supérieur, dans beaucoup de circonstances, à l'éther et au chloroforme, et actuellement il en font chaque jour usage.

En France, les expériences des Américains sont restées complétement inconnues ; personne ne paraît s'être occupé des propriétés anesthésiques du protoxyde d'azote ; les auteurs qui en font mention ne citent que les expériences, tentées sans succès, il y a quarante ans (1).

. Désireux d'étudier une méthode d'anesthésie qui nous paraît devoir rendre des services, nous avons répété sur une grande échelle les expériences faites en Amérique, en nous efforçant de rendre pratiques les moyens employés pour la préparation du protoxyde d'azote. Nous avons promptement reconnu que pour toutes les opérations chirurgicales qui ne sont pas de longue durée, ce gaz pouvait remplacer, avec beaucoup d'avantage, le chloroforme et l'éther (2). Ce sont les résultats de nos recherches que nous nous sommes proposé de faire connaître en écrivant ce mémoire. Nous allons exposer les moyens à employer pour préparer le protoxyde d'azote, ses propriétés physiologiques et anesthésiques, et, en le comparant ensuite aux différentes méthodes en usage pour détruire la douleur pendant les opérations chirurgicales, nous montrerons qu'il est le plus précieux et le moins dangereux des anesthésiques.

---

(1) M. Demarquay, dans son excellent traité de *pneumatologie* publié il y a quelques mois, a consacré un intéressant chapitre aux propriétés physiologiques du protoxyde d'azote et résumé l'état de la science sur cette question ; mais il ne mentionne pas les travaux récents des Américains.

(2) Il les remplacera bientôt aussi pour les grandes opérations. Nous recevons, au moment de mettre sous presse, un journal de médecine américain, dans lequel se trouve le récit de deux amputations de la cuisse et de l'extirpation du sein, pratiquées sur des malades endormis avec le protoxyde d'azote, par le docteur Carnachan, de New-York.

CHAPITRE II.

PRÉPARATION ET PROPRIÉTÉS CHIMIQUES DU PROTOXYDE D'AZOTE.

Le protoxyde d'azote, aussi nommé gaz hilarant en raison de l'action particulière qu'il exerce sur l'homme, est un corps gazeux à la température et à la pression ordinaires. Il est incolore et inodore, d'une saveur légèrement sucrée. Sa densité est de 1,52, celle de l'air prise pour unité. A une température de 100° au-dessous de zéro il se solidifie; sous une pression de 30 atmosphères à la température de zéro, il se liquéfie.

Le protoxyde d'azote présente de grandes analogies avec l'oxygène; c'est le seul gaz qui jouisse avec lui de la propriété de rallumer les corps en ignition : le soufre, le phosphore, plongés dans le protoxyde d'azote, y brûlent avec un vif éclat. Cette propriété du protoxyde d'azote d'entretenir la combustion ne tient, du reste, qu'à la forte proportion d'oxygène qu'il renferme et à la facilité avec laquelle il se décompose en présence des corps portés à une très-haute température.

Le protoxyde d'azote n'existe pas dans la nature; sa découverte a été faite en 1776 par Priestley. On le prépare en décomposant l'azotate d'ammoniaque par la chaleur. Sous l'influence d'une température élevée, les principes renfermés dans ce sel se décomposent et se convertissent en eau et protoxyde d'azote, ainsi que l'indique l'équation suivante :

$$\text{AzH}^3, \text{HO}, \text{AzO}^5 = 2\text{AzO} + 4\text{HO}.$$

L'opération se fait en introduisant de l'azotate d'ammoniaque dans une petite cornue qu'on chauffe modérément avec une lampe à alcool; le gaz qui se dégage est recueilli sur l'eau ou le mercure. Il'importe de ne pas chauffer trop fortement l'azotate d'ammoniaque; d'abord parce que le dégagement du gaz pourrait être trop rapide et produire une explosion, ensuite parce qu'il pourrait aussi se dégager certaine quantité d'ammoniaque non décomposée ou de bi-oxyde d'azote résultant de la décomposition incomplète de l'acide azotique. Le gaz ainsi obtenu serait alors très-dangereux à respirer.

Si pour la préparation du protoxyde d'azote on n'employait pas de l'azotate d'ammoniaque parfaitement pur, le gaz obtenu pourrait être mélangé d'une petite quantité de chlore provenant de la décomposition du chlorhydrate d'ammoniaque que l'azotate renferme souvent. Dans cet état il serait également dangereux à respirer.

Pour obtenir dans un état de pureté absolue de grandes quantités de gaz, nous avons fait construire et installér dans notre laboratoire un appareil que nous avons successivement perfectionné, et qui nous permet d'obtenir à volonté de très-grandes quantités de gaz. En voici la description abrégée.

Dans un ballon chauffé au moyen d'une lampe à gaz (1), disposé de façon à permettre de mesurer avec précision l'intensité de la flamme, on place du nitrate d'ammonia-

---

(1) Depuis la 1re édition de ce mémoire, nous avons imaginé et fait breveter une lampe disposée de telle façon, que c'est le dégagement du gaz lui-même qui règle l'intensité de la flamme. On est sûr, par ce moyen, d'éviter de trop chauffer le ballon contenant le nitrate d'ammoniaque, et on est préservé de toute explosion. Ce perfectionnement est de la plus haute importance. Il nous a demandé de très-longues recherches.

que *parfaitement pur* et on chauffe modérément ; condition essentielle pour avoir de bon gaz. Le gaz qui se dégage traverse trois flacons laveurs : le premier contenant de l'eau acidifiée avec de l'acide sulfurique ; le second une solution de potasse, et le troisième de l'eau distillée. Il faut avoir soin, quand on opère sur des quantités un peu considérables, de choisir des flacons laveurs d'une certaine capacité, afin d'éviter l'échauffement trop rapide du liquide qu'ils contiennent.

Ainsi purifié, le gaz arrive dans un gazomètre à cloche en fer-blanc d'environ 200 litres de capacité. Nous avons préféré le gazomètre à cloche à celui de Mistcherlich, généralement en usage dans les laboratoires, parce que toutes les fois qu'on a vidé le gaz que contient ce dernier, il faut le remplir d'eau, manœuvre très-fatigante quand on opère sur des volumes de 2 à 300 litres. Avec le gazomètre à cloche, la même quantité d'eau sert indéfiniment. De plus, le protoxyde d'azote étant soluble dans l'eau, on en perdrait de grandes quantités à chaque opération si l'on ne se servait pas d'un liquide qui en soit saturé.

L'appareil que nous venons de décrire est installé dans notre laboratoire. Au moyen de tubes en plomb ou en caoutchouc on fait arriver le gaz dans la chambre où l'on veut opérer. Le tube destiné à fournir le protoxyde d'azote à l'individu qui doit être soumis à son influence, pend près de lui comme un cordon de sonnette. Quand on veut le faire respirer, on n'a qu'à appliquer contre sa bouche l'embouchure en argent qui termine le tube, en ayant soin de lui fermer les narines. L'embouchure dont nous faisons usage, et qui est de notre invention, est construite de façon que le gaz expiré est rejeté en dehors au lieu d'être renvoyé dans l'appareil qui le fournit.

L'appareil dont nous venons de faire la description est un appareil de cabinet ; lorsqu'on veut transporter du gaz quelque part, on en remplit un sac terminé par un tube auquel est adaptée une embouchure semblable à celle décrite plus haut. Le remplir est chose extrêmement facile, puisqu'il n'y a qu'à l'adapter à un des robinets de sortie du gaz.

Nous tenons à la disposition des praticiens qui voudraient expérimenter les propriétés du protoxyde d'azote des sacs remplis de ce gaz.

CHAPITRE III.

PROPRIÉTÉS PHYSIOLOGIQUES DU PROTOXYDE D'AZOTE.

C'est le célèbre chimiste Humphry Davy qui découvrit les propriétés physiologiques du protoxyde d'azote. Il reconnut que ce gaz respiré pur produisait des sensations vives et agréables et une envie de rire irrésistible. Voici comment, dans un ouvrage publié sur ce corps en 1800, il décrit les effets qu'il éprouve en le respirant :

« Dès la première inspiration, j'ai vidé la vessie. Une saveur sucrée a, dans l'instant, rempli ma bouche et ma poitrine tout entière, qui se dilatait de bien-être. J'ai vidé mes poumons et les ai remplis encore ; mais, à la troisième reprise, les oreilles m'ont tinté, et j'ai abandonné la vessie. Alors, sans perdre précisément connaissance, je suis demeuré un instant promenant les yeux dans une espèce d'étourdissement sourd ; puis je me suis pris, sans y penser, d'éclats de rire tels que je n'en ai jamais faits de ma vie. Après quelques secondes, ce besoin de rire a cessé tout d'un coup, et je n'ai plus éprouvé le moindre symptôme. Ayant réitéré l'épreuve dans la même séance, je n'ai plus éprouvé le besoin de rire. Je n'aurais fait que tomber en syncope si j'eusse poussé l'expérience plus loin. »

Quelques jours plus tard, il recommença la même expérience et éprouva, après avoir respiré 5 litres de gaz contenus dans un sac de soie, les phénomènes suivants :

« La première impression consista dans une pesanteur de tête avec perte du mouvement volontaire. Mais une demi-minute après, ayant continué les inspirations, ces symptômes diminuèrent peu à peu et firent place à la sensation d'une faible pression sur tous les muscles; j'éprouvais en même temps dans tout le corps une sorte de chatouillement agréable qui se faisait particulièrement sentir à la poitrine et aux extrémités. Les objets situés autour de moi me paraissaient éblouissants de lumière, et le sens de l'ouïe avait acquis un surcroît de finesse. Dans les dernières inspirations, ce chatouillement augmenta, je ressentis une exaltation toute particulière dans le pouvoir musculaire, et j'éprouvai un besoin irrésistible d'agir.

« Je ne me souviens que très-confusément de ce qui suivit : je sais seulement que mes gestes étaient violents et désordonnés. Tous ces effets disparurent lorsque j'eus suspendu l'inspiration du gaz; dix minutes après, j'avais recouvré l'état naturel de mes esprits; la sensation du chatouillement dans les membres se maintint seule pendant quelque temps. »

Voici le récit d'une autre expérience :

« Je ressentis immédiatement une sensation s'étendant de la poitrine aux extrémités ; j'éprouvais dans tous les membres comme une sorte d'exagération du sens du tact. Les impressions perçues par le sens de la vue étaient plus vives, j'entendais distinctement tous les bruits de la chambre, et j'avais très-bien conscience de tout ce qui m'environnait. Le plaisir augmentant par degrés, je perdis tout rapport avec le monde extérieur. Une suite de fraîches et rapides images passaient devant mes yeux ; elles se liaient à des mots inconnus et formaient des perceptions toutes nouvelles pour moi. J'existais dans un monde à part. J'étais en train de faire des théories et des découvertes quand je fus éveillé de cette extase délirante par le docteur Kinglake, qui m'ôta le sac de la bouche. A la vue des personnes qui m'entouraient, j'éprouvai d'abord un sentiment d'orgueil, mes impressions étaient sublimes, et pendant quelques minutes je me promenai dans l'appartement, indifférent à ce qui se disait autour de moi. Enfin je m'écriai, avec la foi la plus vive et l'accent le plus pénétré : Rien n'existe que la pensée : l'univers n'est composé que d'idées, d'impressions, de plaisirs et de souffrance.

« Il ne s'était écoulé que trois minutes et demie durant cette expérience, quoique le temps m'eût paru bien plus long en le mesurant au nombre et à la vivacité de mes idées ; je n'avais pas consommé la moitié de la mesure du gaz, je respirai le reste avant que les premiers effets eussent disparu. Je ressentis des sensations pareilles aux précédentes : je fus promptement plongé dans l'extase du plaisir, et j'y restai plus longtemps que la première fois. Je fus en proie, pendant deux heures, à l'exhilaration. J'éprouvai encore plus longtemps l'espèce de joie déréglée décrite plus haut qui s'accompagnait d'un peu de faiblesse. Cependant elle ne persista pas ; je dînai avec appétit, et je me trouvai ensuite plus dispos et plus gai. »

Davy continua, pendant plusieurs mois, ses expériences ; il respirait ordinairement 7 à 8 litres de gaz et ne prolongeait jamais ses inspirations plus de deux minutes et demie. Lorsqu'il était sous l'influence de ce gaz, il éprouvait le même bonheur que les Orientaux qui ont pris du hachisch, ainsi que l'on peut le voir par le passage suivant :

« Lorsque je respirai le gaz après quelques excitations morales, j'ai ressenti des impressions de plaisir vraiment sublimes.

« Le 5 mai, la nuit, je m'étais promené pendant une heure au milieu des prairies de l'Avon ; un brillant clair de lune rendait ce moment délicieux, et mon esprit était livré aux émotions les plus douces. Je respirai alors le gaz. L'effet fut rapidement produit. Autour de moi les objets étaient parfaitement distincts, seulement la lumière de la lampe n'avait pas sa vivacité ordinaire. La sensation de plaisir fût d'abord locale ; je la perçus sur les lèvres et autour de la bouche. Peu à peu, elle se répandit dans tout le corps, et au milieu de l'expérience elle atteignit à un moment un tel degré d'exaltation qu'elle absorba mon existence. Je perdis alors tout sentiment. Il revint cependant assez vite, et j'essayai de communiquer à un assistant, par mes rires et mes gestes animés, tout le bonheur que je ressentais. Deux heures après, au moment de m'endormir et placé dans cet état intermédiaire entre le sommeil et la veille, j'éprouvai encore comme un souvenir confus de ces impressions délicieuses. Toute la nuit, j'eus des rêves pleins de vivacité et de charme, et je m'éveillai le matin en proie à une énergie inquiète que j'avais déjà éprouvée quelquefois dans le cours de semblables expériences. »

On s'occupa beaucoup en Europe des expériences de Davy, et chacun voulut les répéter. Excepté en France, où le gaz dont on se servait était mal préparé, tous les expérimentateurs éprouvèrent des sensations analogues à celles décrites par lui. Orfila, Vauquelin, Thénard et plusieurs autres chimistes français éprouvèrent des impressions douloureuses, parce que, ainsi que le fit très-bien remarquer Berzélius, le gaz dont ils faisaient usage contenait du chlore provenant de l'impureté des produits servant à le préparer où de l'acide hypo-azotique qui se forme lorsqu'on chauffe trop le nitrate d'ammoniaque.

Des sociétés se formèrent pour étudier la propriété du protoxyde d'azote. Voici en quels termes le naturaliste Pictet raconte ce qu'il observa à une séance où il fut conduit par Rumford :

« Nous étions cinq ou six disposés à faire l'essai, et ma qualité d'étranger me valut le privilége de commencer. A la troisième ou quatrième inspiration, j'entrai dans une série rapide de sensations nouvelles pour moi et difficiles à décrire. L'effet principal était dans la tête ; j'entendais un bourdonnement ; les objets s'agrandissaient autour de moi ; il me semblait que ma tête grossissait rapidement. Je ne voyais plus qu'au travers d'un brouillard ; je croyais quitter ce monde et m'élever dans l'Empyrée ; j'étais pourtant bien aise, par une arrière-pensée que je me rappelle distinctement, de sentir autour de moi des amis, et le comte de Rumford en particulier, qui observait, ainsi que nous en étions convenus, la marche de mon pouls, lequel devint de l'irrégularité la plus extrême, et telle qu'il était comme impossible de le compter. Je cessai alors de respirer le gaz, et j'entrai dans un état de calme approchant de la langueur, mais extrêmement agréable. Loin de rechercher l'action musculaire, je répugnais à tout mouvement ; j'éprouvais d'une manière exaltée le simple sentiment de l'existence, et ne voulais rien de plus. En peu de minutes, je revins à l'état tout à fait naturel.

« M. Blackford me succéda : ce fut un tout autre genre. Une activité extrême et qui approchait tout à fait de l'état de convulsions ; ensuite une gaieté bruyante, bientôt suivie d'une jouissance plus calme, et enfin de l'état naturel.

« M. Eighe vint après. Celui-là n'était pas de la classe des langoureux ; son agitation devint si grande sur la fin des inspirations, qu'on voulut lui ôter la vessie ; il la retint de toutes ses forces, puis, lorsqu'elle fut épuisée, il se mit à rire, à parler avec beaucoup de vivacité ; il disait que de sa vie il n'avait éprouvé rien d'aussi agréable. »

Un des rédacteurs du *Courrier médical*, à qui nous avons administré le protoxyde d'azote, s'est exprimé récemment de la façon suivante :

« Après quelques inspirations le patient ressent à l'extrémité des membres inférieurs, un fourmillement qui gagne rapidement les mains, et il entend ce bruit particulier, que connaissent tous ceux qui ont étudié sur eux-mêmes l'action de l'éther et du chloroforme ; bientôt sa respiration s'accélère et le pouls s'élève considérablement. Si l'anesthésie n'est pas poussée trop loin, il ne perd pas complétement connaissance, *mais il perd la sensibilité et le pouvoir d'exécuter des mouvements.* Une malade que nous avions conduite chez M. Broca pour qu'il l'opérât d'un kyste synovial de la face dorsale du poignet, nous a raconté à son réveil qu'elle avait entendu le chirurgien dire : « La sensibilité a disparu. » Malgré tous ses efforts pour exprimer par des mouvements qu'elle n'était pas endormie il lui fut impossible de remuer la main. Elle s'aperçut très-bien qu'on enfonçait le bistouri dans les chairs, mais ne ressentit aucune douleur. En se réveillant elle fut prise d'éclats de rire qui durèrent plusieurs minutes, la face était animée, les yeux brillants ; et la malade, que nous avons revue le lendemain, nous a dit avoir été toute la journée dans une disposition d'esprit excellente. »

« Ce fait de la perte de la sensibilité et du mouvement avec conservation de l'intelligence est extrêmement curieux. Afin de l'étudier, nous avons respiré le gaz à plusieurs reprises, en chargeant une personne placée auprès de nous, de nous pincer vigoureusement. Après quelques inspirations, nous nous apercevions parfaitement qu'on nous pinçait, mais malgré le désir de retirer le membre pincé, il nous était absolument impossible d'exécuter le moindre mouvement. Nous avons respiré des quantités considérables de protoxyde d'azote, sans pouvoir réussir à perdre complétement connaissance; cependant nous avons vu des malades qui nous disaient au réveil, ne pas avoir eu conscience de ce qui s'était passé. Au moment où le patient se réveille, il est généralement pris de violents accès de rire : c'est cette propriété de provoquer l'hilarité qui avait fait donner au protoxyde d'azote le nom de gaz hilarant par Davy. Les personnes qui ont respiré de l'éther ou du chloroforme ont généralement, le reste de la journée, un mal de tête intense accompagné de pesanteur dans les jambes et de perte d'appétit. Rien de semblable avec le protoxyde d'azote. Les malades sont gais et restent dans une disposition d'esprit excellente. »

A ce qui précède nous ajouterons ce que nous avons observé sur nous-même et sur un grand nombre de personnes. Nous dirons, en thèse générale, que l'impression que l'on ressent sous l'influence du gaz varie suivant le tempérament des individus et surtout suivant la disposition morale dans laquelle ils se trouvent. Lorsqu'on le fait respirer à une personne qui va subir une opération, et par conséquent est toujours triste et inquiète, il est plus rare qu'elle éprouve les sensations agréables précédemment décrites. Dans le cas contraire l'hilarité se manifeste presque toujours au début de l'inhalation. Entre le moment où l'on commence à respirer le protoxyde d'azote et celui où l'on se réveille il ne s'écoule guère plus de trois minutes. Souvent le sommeil ne dure pas plus de 40 à 50 secondes. Les effets sont exactement les mêmes lorsqu'on respire le gaz avant ou après les repas. Le réveil est prompt et n'est suivi d'aucune sensation désagréable, ainsi que cela a lieu dans l'anesthésie produite par l'éther et le chloroforme.

Le protoxyde d'azote ne produit aucun accident quand il est bien préparé; nous l'avons respiré jusqu'à quinze fois par jour sans en ressentir la moindre gêne.

CHAPITRE IV.

C'est une triste histoire que celle de la découverte des propriétés anesthésiques du protoxyde d'azote, une histoire qui montre à quel hasard tient souvent le succès des grandes inventions.

Dans l'ouvrage de Davy se trouve, ainsi que nous le disions dans notre premier chapitre, la phrase suivante :

« Le protoxyde d'azote *paraît* jouir entre autres pro-
« priétés de celle de détruire la douleur ; on pourrait *pro-
« bablement* l'employer avec avantage dans les opérations
« chirurgicales qui ne s'accompagnent pas d'une grande
« effusion de sang. »

Ce fut Horace Wells, dentiste d'Hartford, petite ville du Connecticut (Etats-Unis), qui eut en 1844 l'idée de vérifier l'hypothèse émise en 1800 par Davy. Il commença par se faire arracher une dent pendant qu'il était sous l'influence du protoxyde d'azote, et n'éprouva aucune douleur. La même opération, répétée sur une douzaine d'individus, donna des résultats identiques.

On comprend quelle joie dut ressentir Horace Wells en faisant une semblable découverte, abolir la douleur ! Ce rêve poursuivi par l'humanité depuis tant de siècles était enfin résolu. Il partit pour Boston afin de répéter ses expériences devant les médecins de la Faculté. En présence des professeurs et des élèves rassemblés, il enleva une dent à un malade préalablement endormi avec le protoxyde d'azote. Soit que le gaz fût mal préparé ou le patient incomplétement endormi, l'opération ne se fit pas sans douleur. Les assistants sifflèrent sans songer que ce n'était pas sur une seule expérience qu'on pouvait juger une invention aussi importante et sans se rappeler surtout qu'une grande découverte ne sort jamais complète et avec tous ses détails du cerveau d'un seul homme. Profondément attristé, Wells n'osa pas répéter son expérience. Il partit pour Hartford et abandonna sa profession.

Deux ans plus tard les propriétés anesthésiques de l'éther étaient découvertes, en Amérique, par un chirurgien et un dentiste, Jackson et Morton.

Horace Wells, qui avait des droits au mérite d'avoir découvert une substance capable d'abolir la douleur, partit pour l'Europe, afin de répéter ses expériences sur le protoxyde d'azote. Partout il fut éconduit. Fatigué de lutter, il retourna aux États-Unis, et, peu de temps après son arrivée, se plaça dans un bain, s'ouvrit les veines, et, afin de mourir sans souffrance et profiter au moins une fois d'une invention à laquelle il avait pris une si grande part, il s'anesthésia. Horace Wells mort, personne ne s'occupa plus du protoxyde d'azote, l'éther et le chloroforme donnant de magnifiques résultats. Cependant on s'aperçut bientôt que ces deux substances présentaient des dangers sérieux, et on hésita de plus en plus à les employer pour les petites opérations de la chirurgie, avulsion des dents, ouverture des abcès, des panaris, etc. Les chirurgiens, ceux de l'Amérique surtout, cherchèrent pour les remplacer dans ces circonstances quelque chose de moins dangereux. La compression, l'électricité, le froid, etc., furent successivement essayés, ainsi que nous le dirons plus loin, et bientôt abandonnés.

Il y a deux ans environ, plusieurs médecins aux États-Unis et notamment notre frère, le docteur A^{de} Préterre, pensèrent à expérimenter de nouveau le protoxyde d'azote et

reconnurent que ce gaz était un agent anesthésique extrêmement précieux. Il produit sans danger et avec une grande
rapidité un sommeil anesthésique qui ne dure que très-peu
de temps. Sa supériorité sur les autres agents a bientôt été
admise, et on commence à l'employer aux Etats-Unis.

Les découvertes scientifiques qui se font en Amérique
arrivent sans doute lentement en France, car l'emploi du
protoxyde d'azote comme agent anesthésique y est à peu
près inconnu. Nous ne connaissons aucun journal ni aucun
ouvrage qui en fasse mention. Les auteurs qui font l'histoire du protoxyde d'azote considèrent comme très-hypothé-
tiques les propriétés anesthésiques qui lui furent *autrefois*
attribuées et ne citent que les expériences faites il y a plus
de 20 ans et abandonnées.

Désireux de nous assurer par nous-même de la valeur
d'une découverte que nous croyons destinée à un grand
avenir, nous avons fait construire l'appareil décrit plus haut
et nous avons entrepris un grand nombre d'expériences. Le
succès a justifié notre attente : nous avons constamment
obtenu avec la plus grande rapidité une anesthésie complète
et de courte durée. Tout récemment nous avons extrait pour
la pose d'une pièce artificielle, six dents ou racines à une
jeune dame extrêmement nerveuse, qui n'avait jamais pu
supporter l'éther ni le chloroforme. L'opération a été à ce
point exempte de douleur, qu'à son réveil la patiente nous
priait de recommencer bien vite. Comme toutes les observa-
tions que nous pourrions rapporter se ressemblent, nous
allons nous borner à décrire ce qui se passe quand on sou-
met un individu aux inhalations du protoxyde d'azote dans
le but de lui pratiquer une opération.

Après une à deux minutes d'aspiration environ, l'anesthésie est produite. Elle dure en général de 30 à 50 secondes,
temps parfaitement suffisant pour pratiquer une petite opé-

ration (ongle incarné, dents, abcès, etc.). En prolongeant les inspirations du gaz, nous avons obtenu une fois trois minutes d'anesthésie ; mais nous n'avons pas essayé d'aller plus loin. Ce qui caractérise l'anesthésie déterminée par le protoxyde d'azote, c'est la rapidité avec laquelle elle se produit et le peu temps qu'elle dure. Nous avons tout récemment endormi un jeune homme pour lui extraire quinze ou seize dents cariées ou racines pour la pose d'un dentier. Il s'est réveillé et nous l'avons rendormi plusieurs fois. L'opération complète n'a pas duré plus de cinq minutes.

Les expériences répétées dans tous les hôpitaux de Paris, et dont nous avons donné la liste dans notre préface, ont confirmé tout ce que nous disions il y a deux mois du protoxyde d'azote, dans notre premier mémoire. Avec nos appareils, l'administration de ce gaz est si peu dangereuse, que nous ne faisons plus aucune extraction ni opération sans y avoir recours.

Nous ne voulons entrer ici dans aucune considération sur le mode d'action du protoxyde d'azote ; nous dirons seulement qu'il nous semble que l'anesthésie qu'il produit est obtenue beaucoup trop vite pour qu'on puisse admettre qu'il agisse en asphyxiant comme le chloroforme. Il nous paraît probable qu'il possède sur le système nerveux une action spéciale comparable à celle de la morphine et des autres narcotiques. C'est une question que les expériences que nous exécutons actuellement sur les animaux nous permettront bientôt de résoudre. Nous sommes convaincu que le protoxyde d'azote est un agent utile qui sera bien vite adopté en France pour les petites opérations chirurgicales. On hésite souvent, et avec raison, à soumettre un malade à l'action de l'éther ou du chloroforme pour une petite opération telle que celle de l'ongle incarné, l'extraction d'une dent, l'ouverture d'un abcès, etc., car on sait que l'anesthésie produite par ces substances a souvent été suivie de mort. Le protoxyde d'azote ne présente au contraire, quand on l'emploie parfaitement pur, aucun danger. A l'époque où on a commencé à l'étudier, c'est-à-dire il y a plus de soixante ans, des milliers d'individus l'ont respiré sans inconvénient. Il ne s'est produit des accidents que lorsqu'on respirait du gaz impur. Nous avons respiré plusieurs centaines de fois le protoxyde d'azote sans en être nullement incommodé ; il en a été de même chez toutes les personnes auxquelles nous l'avons administré. Une seule fois nous avons vu, après une opération, un individu, en proie à une hallucination passagère, vouloir s'échapper de nos mains. Mais cet effet, qui se produit du reste très-fréquemment quand on prend certaines substances narcotiques telles que le stramonium ou le haschich, s'est promptement dissipé.

Le protoxyde d'azote nous paraît donc un agent anesthésique extrêmement précieux. Sans doute on ne le substituera pas complétement à l'éther et au chloroforme; mais toutes les fois qu'il s'agira de pratiquer des opérations de peu de durée, on lui donnera la préférence sur ces deux corps (1).

Afin de mettre en évidence la supériorité du protoxyde d'azote sur les autres agents anesthésiques, nous allons, en nous plaçant toujours au point de vue des opérations de courte durée, examiner successivement les différents procédés en usage pour supprimer la douleur.

---

(1) C'est ainsi que nous nous exprimions dans la première édition de cette brochure, et le succès de nos prévisions a dépassé toutes nos espérances. Ainsi que nous l'avons vu plus haut, la plupart des médecins des hôpitaux de Paris ont fait, avec nos appareils et le gaz que nous avons mis à leur disposition, des expériences dont ils ont été émerveillés. Presque tous les journaux scientifiques ou politiques ont entretenu le public de nos recherches.

CHAPITRE V.

DES DIFFÉRENTS PROCÉDÉS EN USAGE POUR ABOLIR LA DOULEUR. SUPÉRIORITÉ DU PROTOXYDE D'AZOTE SUR LES DIVERS AGENTS ANESTHÉSIQUES DANS LES OPÉRATIONS DE COURTE DURÉE.

Pour abolir la douleur pendant une opération chirurgicale, il faut, ou détruire la sensibilité de l'organe sur lequel on opère, ou celle du cerveau qui perçoit la sensation. Tous les procédés d'anesthésie connus ont pour but d'arriver à un de ces résultats.

L'anesthésie peut être générale ou locale. Celle générale se rapporte à tout l'organisme, celle locale à une région déterminée du corps.

§ 1er. — Anesthésie générale.

Éther. — Paraît posséder une action spéciale sur le système nerveux et agir à la façon de la morphine et des autres narcotiques. Sans qu'on puisse en déterminer parfaitement la cause, beaucoup d'individus ont succombé à la suite de son administration, malgré les soins pris par les opérateurs.

Chloroforme. — Beaucoup plus dangereux que l'éther. L'anesthésie qu'il produit résulte d'un état d'asphyxie déterminée par l'action directe de ce corps sur les voies respiratoires. A la suite de son administration, le sang, à demi coagulé, ne circule plus dans les capillaires.

Amylène. — Agent anesthésique très-peu usité et qu'on emploie comme le chloroforme.

Rhigolène. — L'abbé Moigno a bien voulu nous remettre

un échantillon de cette substance dont on s'occupe beaucoup en ce moment en Amérique, et que le professeur Bigelow, de Boston, prétend supérieure à l'éther comme agent d'anesthésie locale. Nous n'avons pas obtenu les résultats dont plusieurs journaux ont parlé. Du reste, ce composé est d'une odeur si désagréable, qu'il est douteux qu'on parvienne à le faire adopter dans la pratique de la chirurgie dentaire.

§ 2. — Anesthésie locale.

Anesthésie par compression des vaisseaux. — Ce genre d'anesthésie, quoique très-ancien, a été peu étudié. Il paraît cependant établi que toutes les fois qu'une partie du corps cesse d'être baignée par le sang, il y a insensibilité de cette partie.

Cette méthode d'anesthésie a été essayée par M. Velpeau pour pratiquer l'opération de l'ongle incarné. On ne peut l'appliquer à toutes les parties du corps, et, du reste, elle est dangereuse. Pour être efficace, en effet, la compression doit être énergique, et la compression de petits filets nerveux peut en altérer la structure et amener la paralysie du membre. La stase du sang dans les vaisseaux peut, en outre, avoir pour résultat la gangrène.

Anesthésie par le froid. — Cette méthode d'anesthésie ressemble beaucoup à la précédente. Dans la partie congelée, la circulation s'arrête, et l'insensibilité résulte surtout du défaut d'afflux du sang.

On obtient la congélation des tissus par l'application directe d'un mélange réfrigérant ou en dirigeant sur la peau un jet d'eau liquide capable de s'évaporer très-vite et, par conséquent, de produire beaucoup de froid.

L'anesthésie locale, par application d'un mélange réfrigérant, peut rendre quelques services lorsqu'il s'agit d'opérations n'attaquant que les régions tout à fait superficielles des organes.

L'anesthésie locale, par le froid obtenu au moyen d'un liquide volatil mis au contact de la peau ne produit pas de meilleurs résultats que la méthode précédente. On a imaginé, dans ces derniers temps, un grand nombre d'appareils pour projeter à la surface de la peau de grandes quantités d'un liquide volatil, l'éther, par exemple, en un temps très-court. L'appareil de Richardson, avantageusement modifié par Robert et Collin, que nous avons été un des premiers à essayer, est celui qui est le plus commode pour l'application de ce système. On nous permettra de répéter ici ce que nous disions il y a quelque temps dans notre journal :

« L'insensibilité obtenue par ce moyen réfrigérant est très-superficielle, et si elle permet de diviser la peau sans douleur, il n'en est plus de même lorsque l'on pénètre dans la profondeur des tissus. C'est ce qui résulte clairement d'une discussion à la Société de chirurgie sur ce sujet (Séances du 14 mars et du 4 avril), discussion à laquelle ont pris part MM. Velpeau, Foucher, Lefort, etc., etc.

« La question reste donc à peu près au même point, malgré la facilité, que donne l'appareil de Richardson, de produire du froid, et, partant de l'insensibilité, on peut toujours se demander si les mélanges réfrigérants n'offrent pas des avantages marqués. Telle a semblé être l'opinion de M. Velpeau.

« M. Delcominète, professeur suppléant à l'Ecole de médecine de Nancy, a repris comme agent d'anesthésie locale un corps que M. Simpson avait tenté d'appliquer pour produire l'anesthésie générale, et auquel ce chirurgien avait dû renoncer à cause de certains inconvénients, notamment une odeur insupportable et la persistance des effets anesthésiques : nous voulons parler du sulfure de carbone, qui paraît n'agir également que comme réfrigérant.

« De ce qui précède, on comprend qu'à notre point de vue spécial, la pratique n'a guère gagné, car si le froid peut permettre d'inciser la peau sans douleur, il est sans action quand il faut insensibiliser un nerf aussi profondément caché et aussi protégé que le nerf dentaire ; ajoutons que l'application n'est pas très-facile. »

Anesthésie locale obtenue au moyen de l'électricité. — Ce procédé d'anesthésie a été imaginé par un dentiste américain. Nous avons été le premier à le faire connaître en France ; au moyen de l'électricité, nous sommes parvenu à pratiquer sans douleur un grand nombre d'opérations. Malheureusement, les résultats qu'on obtient sont loin d'être constants. Si un grand nombre d'opérés ne ressentent aucune douleur, d'autres, au contraire, n'éprouvent aucun soulagement.

CONCLUSION.

Nous venons de passer successivement en revue les différents procédés d'anesthésie en usage jusqu'ici pour abolir la douleur. Tous, ainsi que nous l'avons vu, présentent des inconvénients plus ou moins sérieux. Ceux employés pour produire l'anesthésie générale sont dangereux ; ceux en usage pour obtenir l'anesthésie locale sont inefficaces. Le protoxyde d'azote, pensons-nous, ne présente pas les mêmes inconvénients : aussi croyons-nous pouvoir, comme résumé de notre travail, poser les conclusions suivantes :

1° Le protoxyde d'azote jouit de la propriété de produire

très-rapidement un sommeil anesthésique de courte durée;

2° Lorsque ce gaz est employé *parfaitement pur*, il peut être respiré sans danger et ne produit jamais d'accident;

3° Pour toutes les opérations de peu de durée, avulsion des dents, extraction des ongles incarnés, ouverture des abcès, etc., on doit lui donner la préférence sur tous les agents anesthésiques connus.

Répétons en terminant que les innombrables expériences que nous avons faites depuis la 1re édition de notre brochure avec le protoxyde d'azote ont confirmé tout ce que nous annoncions. Nous sommes parvenu à rendre l'administration du gaz si absolument inoffensive qu'il ne nous arrive jamais de pratiquer la moindre opération douloureuse sur les dents sans avoir préalablement endormi le patient avec ce précieux anesthésique.

FIN.

TABLE DES MATIÈRES.